# DESCRIPTION

D'UNE

# NOUVELLE PILE MEDICALE

## (Pile tubulaire portative à courant constant)

SUIVIE D'UN

# EXPOSÉ PRATIQUE

DES NOTIONS UTILES A CONNAITRE
POUR L'ÉVALUATION
ET LE DOSAGE DES COURANTS EMPLOYÉS

PAR

**LE DOCTEUR J. SEURE**

DE SAINT-GERMAIN-EN-LAYE

---

« Les connaissances acquises et transmises par nos devanciers, doivent nous servir de moyens et non pas de fin pour nos études. » (PASCAL.)

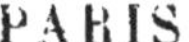

PARIS

COCCOZ, LIBRAIRE-ÉDITEUR

11, RUE DE L'ANCIENNE-COMÉDIE, 11

1884

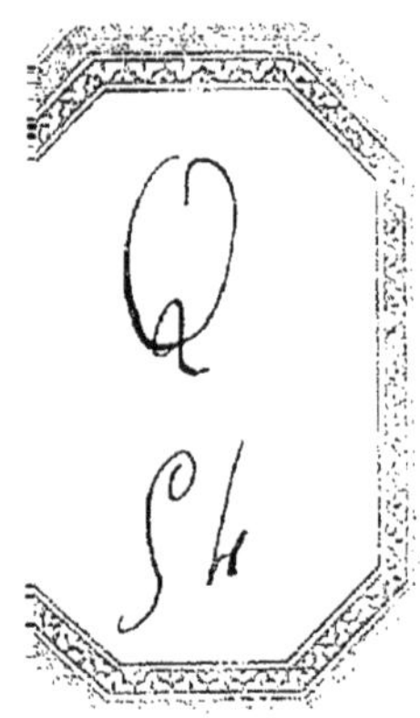

ERRATA

Page 12, ligne 7 *au lieu de :* Dans un cas d'opacité du cristallin par suite d'hyalitis, *lire :* Dans un cas d'opacité du corps vitré (hyalitis).

# DESCRIPTION

D'UNE

# NOUVELLE PILE MEDICALE

(Pile tubulaire portative à courant constant)

SUIVIE D'UN

# EXPOSÉ PRATIQUE

DES NOTIONS UTILES A CONNAITRE
POUR L'ÉVALUATION
ET LE DOSAGE DES COURANTS EMPLOYÉS

PAR

**LE DOCTEUR J. SEURE**

DE SAINT-GERMAIN-EN-LAYE

« Les connaissances acquises et transmises par nos devanciers, doivent nous servir de moyens et non pas de fin pour nos études. » (PASCAL.)

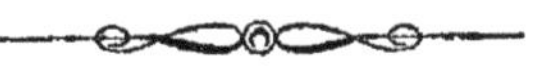

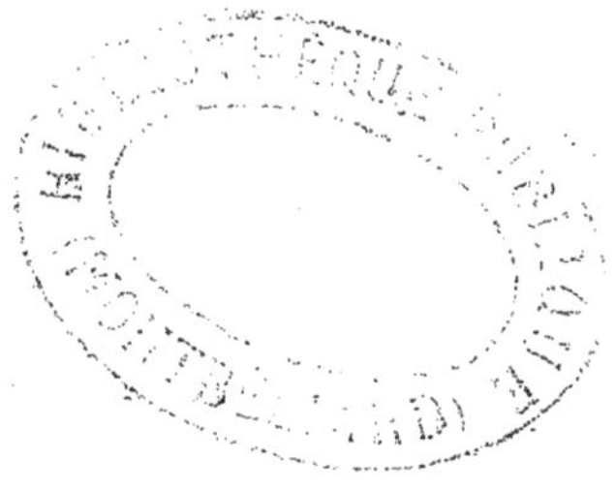

PARIS

COCCOZ, LIBRAIRE-ÉDITEUR

11, RUE DE L'ANCIENNE-COMÉDIE, 11

1881

DU MÊME AUTEUR :

**Recherches sur les propriétés électriques du Collodion simple desséché,** suivies de réflexions sur la nature de l'électricité statistique.

(Coccoz, libraire-éditeur.)

---

**Des propriétés électriques de la Cellulose, en général,** à propos des qualités esthésiogènes de certains bois (Xylothérapie).

(*Bulletin de Thérapeutique* 1880.)

# AVANT-PROPOS

Avant de décrire la *Pile électro-médicale* que je propose à l'expérimentation de mes confrères, je crois devoir dire pourquoi j'ai construit cet appareil.

Toutes les piles médicales à courant constant usitées jusqu'à ce jour sont, à quelques rares exceptions près, ou compliquées, ou encombrantes, ou difficiles à transporter, ou, enfin, d'un prix très élevé.

Il est reconnu que parmi tous les appareils de ce genre, les piles au *zinc* et au *sulfate de cuivre* sont celles que l'on doit préférer pour les applications thérapeutiques, parce que ce sont elles qui ont l'action chimique la moins intense et qui possèdent la plus grande constance.

Je me suis donc appliqué, tout en prenant pour objectif les conditions théoriques que devrait réunir une pile parfaite, à faire subir à la pile Daniell des modifications qui permettent d'en faire un appareil portatif, facile à construire pour tout le monde et d'un prix de revient peu élevé.

Dans ce but, j'ai remplacé le vase extérieur et le vase poreux par un vase unique représenté par un tube en U dont j'ai séparé les deux branches, à peu près au niveau de leur courbure par un diaphragme perméable composé d'éponge et de sable fin.

L'une des branches du tube reçoit une lame de zinc, l'autre une hélice de fil de cuivre. De l'eau et des cristaux de sulfate de cuivre complètent l'élément. De sorte que dans ma pile les tubes *zinc* et les tubes *cuivre* sont tout à fait distincts. C'est là une disposition nouvelle qui rendra aussi très facile, dans les cours de physique, la description de la pile et l'explication de son fonctionnement.

Mais en construisant une pile d'un petit volume on augmente la résistance intérieure de cette pile et on affaiblit par conséquent l'intensité (1). Dans ces conditions, j'ai dû chercher à diminuer autant que possible les causes de polarisation qui, comme on le sait, affaiblissent rapidement le courant et en troublent la constance. J'ai amalgamé mes zincs (2) pour remédier aux inconvénients dus à l'impureté du métal et, par la disposition de la pile, j'évite en grande partie l'obstacle que crée à la transmission du courant le dépôt de bulles d'hydrogène sur le cuivre (3). Or, ce sont-là les causes les plus puissantes de polarisation.

C'est ainsi qu'en fermant le circuit de ma pile sur le galvanomètre pendant 24 à 48 heures consécutives, je n'observe,

---

(1) En diminuant le volume d'un élément, comme je l'ai fait, on diminue la surface de section des liquides, etc., renfermés dans cet élément, par conséquent on *rétrécit* le passage laissé à l'électricité, l'élément devient plus résistant.

(2) Ce zinc amalgamé qui remplace le zinc pur a cependant, dans ces petites piles, l'inconvénient de se prêter à une action chimique trop intense et de donner lieu à des dépôts trop abondants dans le tube. On pourra donc prendre du zinc ordinaire si la pile doit fonctionner souvent ou pendant un long temps.

(3) Il est d'ailleurs très facile, en passant légèrement et de temps en temps la main sur tous les éléments, de leur communiquer un petit ébranlement qui fait détacher les bulles gazeuses qui ont pu se déposer encore sur les couples métalliques.

après ce laps de temps, qu'une différence d'un demi-degré à un degré. Le courant peut donc être considéré comme très constant; et il n'en est plus de même si l'on vient à modifier l'appareil en supprimant le diaphragme, comme j'ai tenté de le faire. Dans ce cas, en effet, il y a mélange des liquides et les conditions de la pile sont complètement changées.

J'ai visé aussi la grande simplicité. Un coup d'œil jeté sur mon appareil fait voir qu'on peut facilement en vérifier l'état et le fonctionnement, ajouter de l'eau et du sulfate de cuivre lorsqu'il en est besoin, interrompre toute action chimique et nettoyer les éléments en très peu de temps. Quelques secondes suffisent, en effet, pour enlever des tubes tous les couples métalliques.

On verra aussi, d'après la description que je donne, que tout médecin pourra préparer lui-même, à peu de frais, sa pile de cabinet en substituant à la boîte un simple casier en bois blanc. D'un autre côté, rien de plus facile que de se procurer des tubes en U, des lamelles de zinc, du fil de cuivre rouge, de l'éponge et du sable.

Dans le but d'être utile à ceux de mes confrères qui peuvent avoir oublié, j'ai désiré faire suivre la description de ma pile de l'exposé de certaines notions trop peu vulgarisées et qui sont indispensables à connaître à quiconque veut s'occuper d'une branche d'électricité quelle qu'elle soit.

Comme les médecins peuvent employer des appareils différents, il sera essentiel, à l'avenir, qu'ils connaissent et qu'ils notent dans leurs observations, le nombre d'éléments employés, leur montage, l'intensité et la tension du courant fourni par un de ces éléments et la résistance intérieure de cet élément. De cette façon, tout autre médecin qui voudra employer le même traitement avec les mêmes doses, n'aura, comme nous le verrons plus loin, qu'une simple équation à résoudre, pour savoir combien il doit employer d'éléments d'une autre pile, *à lui connue*, pour obtenir les mêmes effets que son confrère.

De même, si l'on veut arriver à bien saisir un jour les actions physiologique et thérapeutique des courants continus, il est essentiel, avant tout, de bien connaître le moyen thérapeutique en lui-même. Or, les courants électriques constituent un mode de médication au même titre que les injections hypodermiques, etc. La puissance du médicament est représentée ici par *l'intensité du courant* qui, elle-même, est en *raison directe de la force électro-motrice, et en raison inverse de la résistance totale du circuit.*

Introduits dans l'économie, les médicaments subissent, en général, au contact des humeurs et des tissus, des modifications qui ralentissent et atténuent leur action et modifient leurs qualités avant qu'ils arrivent à destination ou plutôt avant que leurs effets se fassent sentir sur la maladie; l'organisme leur oppose aussi une résistance que l'on regarde comme proportionnelle au poids du corps. L'expérience nous a appris à les doser.

Les courants continus, au contraire, restent toujours eux-mêmes, mais ils sont aussi modifiés dans leur intensité par la résistance que leur oppose le corps humain ou les diverses parties qui le composent.

Il serait donc à désirer que les médecins pussent avoir entre les mains un galvanomètre spécial gradué en *milliwebers* par exemple, qui leur indique, à chaque instant, l'intensité du courant qu'ils emploient, et leur permette de se placer toujours dans des conditions identiques pour chaque cas spécial. Cette question est à l'étude dans un de nos meilleurs laboratoires et le désir exprimé plus haut sera bientôt réalisé.

C'est ce qui constituera le véritable dosage de l'électricité, quel que soit l'appareil dont on se servira.

§ I

## Description de l'appareil

Chaque élément de ma pile est représenté par un tube en U (de $0^m,018$ de diamètre et de $0^m,15$ de hauteur pour le grand modèle) dont l'une des branches reçoit une lame de zinc de $0^m,10$ de long sur $0^m,014$ de large, et l'autre branche une hélice de fil de cuivre rouge terminée à sa partie supérieure par une partie non contournée et courbée à angle droit à sa sortie du tube. C'est à l'aide de cette portion que, pour former les couples métalliques, chaque zinc est uni à l'hélice de cuivre de l'élément voisin par un petit artifice qui évite les soudures tout en établissant un contact intime et parfait. Il suffit, pour cela, de replier un centimètre environ de la lame de zinc sur le fil de cuivre qui, à son tour, contourne et presse en tous sens les deux portions de lame de zinc ainsi juxtaposées.

Dans la branche cuivre, on introduit, en le comprimant un peu, un petit morceau d'éponge mouillée qui ne doit pas dépasser la courbure et par dessus cette éponge une couche de sable fin de $0^m,005$ environ; cette éponge dispense de mettre une couche de sable trop épaisse, ce qui augmenterait de beaucoup la résistance intérieure de l'élément. C'est aussi dans la même branche qu'on projette du sulfate de cuivre concassé qui sera retenu par le sable. L'élément est complété par l'addition d'eau également versée par le tube cuivre avant les cristaux; le niveau de cette eau doit rester de 25 à 30 millimètres au-dessous de l'orifice des tubes. Le diaphragme perméable étant placé un peu au-dessus de la courbure dans le tube cuivre ou conducteur, ne sépare pas seulement les deux liquides, mais il sépare encore en deux parties la solution de sulfate de cuivre avec laquelle il fait pour ainsi dire corps et empêche ainsi sa trop grande diffusion.

Tous les tubes, au nombre de 27 pour le modèle ordinaire, sont placés de champ dans une boîte à trois casiers parallèles, chaque casier contenant lui-même neuf cases.

La boîte, de forme rectangulaire, s'ouvre de telle façon que trois côtés de la pile sont mis à découvert, ce qui permet une surveillance facile. A la face interne des parois antérieure et postérieure sont fixés les accessoires.

Les fils conducteurs sont terminés, à l'un des bouts, par une serre fine spéciale, canaliculée, destinée à bien saisir les fils de cuivre de la pile.

Les autres accessoires en cuivre nickelé, sont au nombre de six : quatre plaques ovalaires (deux grandes, deux petites), une plaque de forme spéciale pour la bouche, une olive avec col et arrêt destinée au rectum; enfin, deux manches en bois, destinés à être vissés sur les plaques et à y maintenir l'une des extrémités des fils conducteurs, sont placés soit dans des rainures ménagées sur les parties latérales de la boîte ou bien au milieu des autres accessoires.

Pour établir le courant, il suffit de fixer l'un des fils sur la première hélice de cuivre et l'autre fil sur l'un des cuivres qui réunissent les éléments entre eux, selon que l'on veut utiliser tel ou tel nombre de ces éléments.

Le dernier zinc est terminé à l'extérieur par un petit appendice de fil de cuivre qui représente le pôle négatif extrême.

Quant au fonctionnement de la pile, il est des plus simples ; pour la mettre en activité on fermera le circuit pendant quelques heures. Il suffira, pour l'entretenir, de projeter de temps en temps quelques cristaux de sulfate de cuivre dans la branche *cuivre* des tubes (1), et d'ajouter un peu d'eau à l'aide d'une pipette à renflement et à tubulure. Il sera nécessaire, tous les trois mois, d'enlever les couples métalliques, d'essuyer les zincs avec un linge un peu rude, de vider les tubes en laissant les éponges en place, de les plonger à plusieurs reprises dans l'eau pour les laver, d'y verser un peu de sable, de l'eau et des cristaux, de les replacer dans les cases et de remettre les couples métalliques en place.

Si la pile doit rester inactive pendant un certain temps, on enlèvera les couples métalliques, on les essuiera et on les mettra dans un lieu sec.

Pour éviter les accidents que pourraient occasionner les chocs dans le transport de l'appareil, on placera au fond de la boîte une couche de sciure de bois sur laquelle reposeront les tubes.

Dans le but d'éviter aussi les cristallisations exubérantes dont le petit calibre des tubes favoriserait la formation, on graissera légèrement l'orifice de ces tubes avec de la vaseline, substance grasse inaltérable.

---

## § II

## Résultats obtenus avec cette pile

Beaucoup de médecins, qui ont l'habitude d'appliquer les courants continus, apprécient approximativement l'in-

---

(1) Il n'est pas nécessaire que la solution de sulfate de cuivre soit très concentrée ; tant que la couleur bleue ne pâlit pas trop on peut se dispenser d'ajouter de nouveaux cristaux.

tensité du courant par les sensations plus ou moins prononcées que fait éprouver sur la langue l'application des deux électrodes, et par la violence de *l'éclair électrique* qui impressionne la rétine lorsqu'on applique les mêmes électrodes sur les deux tempes.

Avec cinq de mes petits éléments ces sensations sont déjà très appréciables; avec huit ou neuf, il y a sentiment de brûlure sur la langue et l'éclair est très prononcé, surtout si l'on applique une électrode entre les deux sourcils et l'autre sur la lèvre supérieure en ayant soin d'effectuer de courtes interruptions du courant.

Mais, je le répète, ce n'est là qu'un moyen très approximatif de se rendre compte de l'intensité du courant, et nous verrons plus loin que le médecin lui-même doit aujourd'hui avoir recours à des procédés plus scientifiques et plus positifs. Les sensations dont j'ai parlé auront seulement leur utilité pour indiquer que le courant est établi et éviter d'ajouter un galvanoscope à l'appareil.

Ces sensations peuvent être considérées déjà comme les premiers effets physiologiques de la pile. C'est tout d'abord en me basant sur elles que je suis arrivé à n'employer que dix éléments (1) dans le traitement des névralgies et particulièrement des névralgies de la face. Une application de courant de dix minutes faite dans ces conditions, et répétée pendant sept à huit jours m'a fourni de très heureux résultats dans des cas de névralgies anciennes. Dans un cas de névralgie sus-orbitaire, datant de trois mois, une électrode étant appliquée derrière l'oreille et l'autre sur le point douloureux, la douleur a complètement cessé pendant douze heures après la première application, pour disparaître *définitivement* après huit séances. Dans un cas de névralgie rhumatismale très rebelle de la région scapulo-humérale,

(1) On verra plus loin que ces dix éléments de ma pile fournissent un courant d'une intensité égale à 1,05 milliweber et une tension égale à 10,8 volts.

chaque séance a procuré un grand soulagement au malade, mais je dois dire qu'il a fallu l'aide des pointes de feu faites avec le thermo-cautère pour guérir complètement la maladie.

Je désire surtout attirer l'attention de mes confrères sur l'expérience physiologique suivante qui est peut-être signalée pour la première fois.

On sait que l'application de courants continus sur l'abdomen provoque des contractions intestinales, fait expulser des gaz et occasionne souvent le besoin d'aller à la garde-robe.

Un malade était atteint de constipation opiniâtre, d'hémorrhoïdes internes et de contracture anale. Je le fis asseoir sur la cuvette d'un bidet en porcelaine contenant assez d'eau tiède pour baigner la partie inférieure du siège. Une olive en cuivre nickelé avait été introduite dans l'anus. Une électrode fut placée sur la langue, l'autre plongeait dans le liquide du bidet à distance de l'anus. Sous l'influence du courant fourni par douze de mes éléments, des gaz furent chassés et, malgré la présence de l'olive assez-volumineuse, *les hémorrhoïdes furent expulsées* au dehors sur les côtés de cette olive.

L'intestin se contractait donc énergiquement et la contracture du sphincter anale avait cessé!

Or, chaque fois que j'interrompais le courant, le malade éprouvait une sensation douloureuse occasionnée par le retour de la contracture anale sur les hémorrhoïdes. Cette sensation disparaissait en partie par le rétablissement du courant.

Cette expérience a été répétée plusieurs fois, toujours avec le même résultat.

Cela prouve une fois de plus que les courants continus de faible intensité activent les contractions physiologiques des fibres musculaires lisses et font cesser la contracture pathologique des mêmes fibres.

J'ai, par la même méthode, mais en plaçant les malades dans un bain de siège à récipient émaillé, obtenu de très heureux résultats dans des cas d'inertie de la vessie et de contracture du col vésical.

Sur ma demande, mon savant confrère et ami, le docteur Giraud-Teulon, a bien voulu expérimenter ma pile.

Les résultats ont été satisfaisants dans les cas de névralgie de la cinquième paire.

Dans un cas d'opacité du cristallin par suite d'hyalitis, le résultat a été assez satisfaisant, mais moins satisfaisant et surtout plus lent à obtenir que lors d'une première atteinte pour laquelle le même malade avait été soumis à l'action du courant fourni par huit éléments d'une pile de Remack. Il est vrai que notre confrère n'a pas jugé prudent d'employer plus de douze de mes petits éléments.

On peut se demander si, dans ce cas particulier où les résultats semblent devoir être rapportés à une action dialytique analogue à celle qui donne lieu à la décomposition des liquides et des sels en solution par l'électricité, il ne convient pas d'agir avec des doses plus fortes, par conséquent de mettre plus de couples en tension (1).

En résumé, les effets obtenus dans différents cas pathologiques, encore peu nombreux, sont très encourageants.

---

(1) En augmentant un peu le poids d'un de mes éléments sans en modifier le volume, on peut diminuer la résistance intérieure et avoir plus d'intensité. Il suffit, pour cela, comme je l'avais fait en premier lieu, d'avoir une lame de zinc double dont les deux feuillets resteront légèrement écartés à leur partie inférieure.

## § III

### Notions générales sur l'Intensité, la Force électro-motrice (tension) des courants continus, sur la résistance des circuits et sur l'évaluation de ces divers éléments.

Dans la séance du 11 mai 1881 de la Société de Thérapeutique, une discussion s'est engagée entre M. Dally et M. C. Paul, sur une question élémentaire d'électrothérapie. Les détails dans lesquels est entré à ce sujet notre savant confrère le docteur Paul, prouvent une fois de plus combien sont incomplètes et peu précises, les notions que possédent les médecien en général, sur la valeur du moyen thérapeutique représenté par les courants électriques et sur le dosage de ce moyen, j'allais dire de ce médicament, dans les divers cas pathologiques auxquels il est applicable. Il en résulte, non-seulement une confusion et une obscurité regrettables dans les observations que chacun peut rapporter, mais encore, ce qui peut être préjudiciable aux malades, des hésitations et des tâtonnements dans le mode d'application du remède et surtout dans les doses à employer pour tel ou tel cas. Et, il faut bien le reconnaître ici, certains ouvrages d'électrothérapie, parmi les plus modernes, n'ont pas été étrangers à cette confusion et à ces hésitations, en propageant des erreurs, qui faussent, en cette matière, le jugement des médecins qui veulent suivre la pratique indiquée par leurs auteurs.

Cela tient à ce que les auteurs en question n'ont point été assez rigoureux dans le choix de leur méthode d'exposition, et n'ont point assez tenu compte des données scientifiques rendues si positives aujourd'hui, par les recherches des physiciens modernes. C'est ce qui m'a décidé, en présentant cette nouvelle pile, ou plutôt cette nouvelle disposition de pile, à accompagner la description de l'appareil de quelques notions nécessaires à bien connaître pour tous ceux qui veulent s'occuper d'électrothérapie.

Je m'efforcerai de rendre ces notions aussi claires que possible, m'estimant très heureux si je puis épargner à mes confrères les difficultés que j'ai rencontrées moi-même dans cette étude un peu aride.

Ces notions se rapportent principalement aux connaissances encore peu vulgarisées qui comprennent *les éléments d'une circulation électrique.*

Mais, avant tout, comme l'exprimait M. C. Paul, il est nécessaire de s'entendre sur la signification du mot *courant* et sur celle des mots *courant continu.*

Pour cela, il convient de faire abstraction des connaissances déjà acquises dans les cours scolaires et dans les livres classiques sur le mode de développement de l'électricité, sur l'existence de deux fluides, sur leur partage, etc. On se rappellera seulement que, pour une raison quelconque, dans la pile voltaïque ou ses dérivées, *une action chimique* devient une *source d'électricité,* et que, quand le circuit de la pile est fermé, autrement dit quand les fils conducteurs sont réunis, l'électricité se met à circuler *sous forme de courant,* allant, à l'intérieur de la pile, du zinc au cuivre, et à l'extérieur, du cuivre au zinc.

On comprendra aussi plus facilement ce qui va suivre, en comparant l'action chimique qui fournit de l'électricité à une source et mieux à un réservoir qui fournit de l'eau. Quelles que soient les dimensions de ce réservoir, la pression exercée en un point quelconque de sa base ou sur les parois d'un tube de dégagement situé à sa partie inférieure, sera seulement en raison directe de l'élévation du niveau du liquide qu'il contient.

On admet qu'il en est de même pour tout réservoir d'électricité, représenté par un élément de pile montée en tension. Lorsqu'on ajoute des éléments les uns aux autres, c'est absolument comme si on les superposait, par conséquent on élève d'autant le niveau de la source et on augmente la pression. Nous verrons que cette pression n'est autre chose que la tension ou force électro-motrice.

Supposons maintenant que, malgré le travail intérieur de la pile qui produit l'électricité, le zinc et le liquide ne s'usent point et que rien n'est modifié dans le circuit intérieur, la source ne tarira pas, le fluide s'écoulera continuellement en suivant la même voie et l'on aura un *courant continu* non interrompu. Nous verrons plus loin ce que l'on doit entendre par un *courant constant.*

Nous avons donc à notre disposition, au lieu d'un cours d'eau, un courant d'électricité. Or, ce courant est soumis à des lois que le médecin doit connaître aussi bien que le physicien, et ces lois se résument dans une formule très simple que nous devons aux belles recherches de Ohm et aux ingénieuses expériences de Pouillet. Voici cette loi :

*L'intensité d'un courant sur un circuit électrique est proportionnelle à la force électro-motrice (tension) et inversement proportionnelle à la résistance du circuit.*

I représentant l'intensité,
E représentant la force électro-motrice ou tension,
R représentant la résistance du circuit,

La loi de Ohm s'exprime par la formule suivante :

$$I = \frac{E}{R}$$

C'est en se reportant toujours à cette loi, et à cette loi seule, que les médecins pourront s'entendre et apporteront dans leurs observations d'électrothérapie la même précision et la même netteté que dans les observations ou les malades auront été soumis à des médications ordinaires.

Avant d'entrer dans quelques détails relatifs à l'application de cette formule aux piles médicales en particulier, je désire rappeler ici la signification généralement admise des dénominations données aux trois facteurs ou plutôt aux trois termes de la loi de Ohm.

*L'intensité* c'est la quantité ou le volume d'électricité qui parcourt un circuit dans *l'unité de temps (seconde)*. C'est, en un mot, le volume d'électricité débitée par la source.

*La force électro-motrice ou tension* est la pression ou force de propulsion du courant. C'est à elle que sont dus l'établissement et le sens de ce courant, elle représente en électricité la pression d'une colonne d'eau en hydraulique.

*La résistance* du circuit comprend la somme des obstacles qu'opposent au passage du courant le circuit qu'il doit traverser.

Dans ce circuit sont compris : le trajet intérieur de la pile (métaux, liquide, diaphragme), les fils conducteurs et les corps interposés.

Pour faciliter les calculs relatifs à la circulation électrique, on a adopté une *unité* pour chaque terme du problème.

*L'unité de force électro-motrice ou de tension* appelée *Volt*, est représentée à peu près par la tension d'un élément Daniell, qui, exprimée en volts, donne 1,08 ; c'est presque l'unité elle-même.

Si on réunit en tension 10 éléments Daniell, la tension totale de cette pile sera dès lors égale au produit de 1,08 x 10 = 10,80 volts.

*L'unité de résistance* appelée *Ohm*, est, à très peu de chose près, la résistance fournie par *cent mètres* d'un de nos fils télégraphiques qui aurait $0^{m},004$ de diamètre ou encore par 50 mètres de fil de cuivre pur de $0^{m},001$ de diamètre.

Quant à *l'unité d'intensité*, on la calcule d'après la formule connue

$$I = \frac{E}{R}$$

on lui donne le nom de *Weber*.

Mais le weber s'applique surtout aux grands volumes d'électricité utilisés dans l'industrie. En médecine, comme en télégraphie, on doit compter par *milliwebers* : le milliweber étant la millième partie du weber.

L'intensité d'un courant électrique étant en somme la donnée la plus importante de ce courant, il est nécessaire de bien se rendre compte de ce qu'est l'unité d'intensité, de même qu'il est nécessaire, pour se rendre compte du débit d'une chûte d'eau, de connaître l'unité de volume ou litre.

Or, on sait que le poids d'eau décomposé par un courant électrique, est proportionnel à la quantité d'électricité qui traverse le voltamètre (Loi de Faraday).

*Un weber d'électricité* est la quantité qui décompose $0^{mg},09376$ d'eau, quelle que soit la durée de son passage; et un courant dont l'intensité est de *un weber*, décompose $0^{mg},09376$ d'eau *par seconde*, car il ne faut pas oublier que le mot *intensité* entraîne toujours avec lui l'idée d'unité de temps.

Avec ces données qu'il ne faut jamais perdre de vue, on peut aborder la mensuration du courant que l'on emploie et, par conséquent, la faire connaître en chiffres, comme on fait connaître les doses des médicaments prescrits dans telle ou telle maladie. Mais, auparavant, il est encore indispensable de rappeler quelques propositions que le médecin doit aussi connaître.

Nous avons vu dans la loi de Ohm que l'intensité est proportionnelle à la tension ou force électro-motrice.

Si donc nous diminuons le champ de l'action chimique en restreignant les dimensions du métal attaqué, si nous diminuons par cela même le volume d'électricité fourni par cette source, nous pouvons, d'autre part, en augmentant la tension, compenser la perte occasionnée par l'exiguïté des éléments.

C'est alors qu'intervient cette proposition de la plus haute importance pour le montage et le maniement des piles de volume restreint :

*La tension croît avec le nombre des éléments,* autrement dit la tension d'un élément s'ajoute à celles des éléments suivants. C'est absolument comme si l'on doublait ou triplait la colonne d'eau d'un réservoir, ce qui donnerait une *pression* deux et trois fois plus forte sur la base de cette colonne.

Pour les piles montées en tension, *zinc-cuivre, zinc-cuivre*, etc., etc., les électromètres permettent de constater expérimentalement que cet accroissement de tension est bien proportionnel au nombre des éléments accouplés.

Ainsi, augmenter le nombre des éléments d'une pile en tension, c'est, pour ainsi dire, élever le niveau de la source du courant et donner plus de *pression* ou de force électromotrice à ce courant.

Il est donc facile, avec de petits éléments comme ceux que j'ai construits, par exemple, d'obtenir une force électromotrice égale à celle des piles beaucoup plus volumineuses.

Il est un autre point très important qui nous sert naturellement de transition entre la tension et la résistance, et sur lequel je désire attirer l'attention de mes confrères. On a dit et on a écrit : « *plus la résistance intérieure d'un élément sera grande, plus la tension sera forte.* »

C'est là une grave erreur, et, en m'exprimant ainsi, je suis de l'avis de tous les physiciens.

En effet, si l'on prend une pile à faible résistance intérieure (la pile étalon) et un élément d'une autre pile à grande résistance (un de mes éléments), si l'on vient à opposer leurs courants sur un galvanomètre, on constatera qu'il n'y a pas de déviation de l'aiguille. On doit en conclure que les deux forces électro-motrices se font équilibre, puisque l'aiguille reste au zéro, ce qui démontre expérimentalement que *les tensions de ces deux éléments sont égales malgré la différence de résistance intérieure.*

Dans ma pile, si l'on éloigne suffisamment la lame de zinc de l'hélice de cuivre en les plongeant à peine dans les liquides, on augmente la résistance intérieure, puisqu'on augmente l'étendue de la colonne liquide qui sépare le zinc du cuivre, et l'on affaiblit la force électro-motrice à tel point qu'il n'y a plus apparence de courant sur un galvanomètre ordinaire.

*La tension n'est donc point en rapport avec la résistance intérieure de la pile.*

Il serait dès lors tout à fait irrationnel d'augmenter outre mesure la résistance intérieure d'une pile, surtout lorsqu'on doit interposer dans le circuit extérieur de cette pile des résistances aussi fortes que celles fournies par le corps humain. Aussi n'est-ce pas avec l'intention d'accroître la tension d'une pile qu'on lui donne une certaine résistance intérieure, mais on y arrive forcément lorsqu'on veut réduire les dimensions de l'appareil (1).

On a dit aussi que dans les applications médicales on doit rechercher la tension plutôt que l'intensité. Celà n'est point exact non plus, car si l'on recherche la tension en augmentant le nombre des éléments, c'est précisément pour avoir, avec une pile de petit volume, la même intensité qu'avec une autre pile beaucoup plus volumineuse.

La loi de Ohm est toujours là : $I = \frac{E}{R}$.

Il est bien évident que dans le second terme représenté par la fraction $\frac{E}{R}$, plus on augmentera $E$ le nominateur, en multipliant le nombre des éléments, plus on augmentera toute la fraction et plus $I$ lui-même sera grand.

*La tension a donc, dans ce cas, pour résultat d'augmenter l'intensité.*

Après ce que nous avons dit, il nous est maintenant facile de définir la constance :

*Un courant est constant quand le volume d'électricité que débite la pile reste toujours le même dans le même temps et sur*

---

(1) Il est aussi nécessaire de savoir que la force électro-motrice ou tension est indépendante des dimensions des éléments ; elle dépend seulement de l'action chimique, de la nature des liquides en contact, de leur concentration, etc.

*une même résistance;* autrement dit la constance est la fixité de l'intensité.

L'intensité peut s'apprécier (je ne dis pas se calculer) expérimentalement au galvanomètre. Or, si une pile nous donne 24° de déviation à 7 heures du matin et si le lendemain à la même heure cette déviation n'a pas varié (le courant n'ayant pas été interrompu pendant 24 heures) nous pouvons dire que l'intensité ou plutôt le courant lui-même de cette pile a été *constant.*

C'est le cas de la pile que j'ai l'honneur de soumettre à l'appréciation de mes confrères.

---

## § IV

### De la force électro-motrice, de la résistance et de l'intensité de la pile médicale tubulaire en particulier.

Je n'avais pas entre les mains les instruments nécessaires à la mensuration de la force électro-motrice et de l'intensité des courants (1); je n'avais pas non plus l'habitude de ces opérations minutieuses. Un savant ingénieur des plus serviables, M. Hospitalier, secrétaire de la rédaction du journal *L'Electricien,* a bien voulu me prêter le concours de ses lumières et c'est à son obligeance que je dois les éléments

(1) Galvanomètre spécial de résistance connue.
Boîte de résistances.
Pile étalon.

qui m'ont permis de compléter mon travail. Je tiens à lui en exprimer ici toute ma reconnaissance.

Nous avons vu que l'unité de force électro-motrice ou de tension est représentée par la tension d'un élément Daniell, soit 1,08 volt.

La force électro-motrice d'un de mes éléments varie entre 1,05 et 1,08 volt (suivant la concentration des liqueurs, leur mélange, etc.)

La résistance intérieure pour la même raison et eu égard à la faible dimension des couples, varie entre 150 et 200 ohms.

Supposons maintenant que l'on interpose dans le circuit extérieur de ma pile le corps d'un homme. Ce corps opposera une très grande résistance au courant; sans rien préciser et pour faciliter le calcul, supposons cette résistance égale à 5,000 ohms ou à celle de 500 kilomètres de fil télégraphique; si l'on se sert alors du courant fourni par 10 éléments de ma pile, par exemple, l'intensité du courant sera d'après la loi de ohm :

$$I = \frac{10 \times 1,05}{10 \times 200 + 5000} = 0,0015 \text{ weber.}$$

Mais comme pour les courants médicaux il convient de prendre pour unité la millième partie du weber ou le milliweber, nous aurons

$$I = 1,5 \text{ milliweber.}$$

Dans les mêmes conditions, mais en opérant avec une pile qui offrirait une moins grande résistance intérieure, l'intensité aurait été plus grande, comme il est facile de s'en convaincre en supposant que chaque élément n'ait que 10 ohms de résistance au lieu de 200. Dans ce cas on aurait ·

$$I' = \frac{10 \times 1,05}{10 \times 10 + 5000} = \frac{10,5}{5100} = 0,00206 \text{ weber.}$$

$$I' = 2,06 \text{ milliwebers.}$$

On voit que l'intensité du courant est d'environ 1/3 plus grande : 2 milliwebers aulieu de 1,5 milliweber.

On peut calculer maintenant combien il faudrait de mes éléments pour donner cette même intensité sur un circuit de 5,000 ohms de résistance.

Il suffit de résoudre l'équation

$$I = \frac{n E}{n r + R} \quad (1)$$

dans laquelle tout est connu excepté *n*, on a alors en multipliant les deux termes par $n\ r + R$

$$n r I + I R = n E$$

ou en retranchant la même quantité $n\ r\ I$ des deux termes

$$I R = n E - n r I$$

Comme dans le second terme $E$ et $r\ I$ ont le facteur commun *n* on peut écrire :

$$I R = n (E - r I)$$

d'où en divisant les deux termes par $E - r I$, on obtient

$$n = \frac{I R}{E - r I}$$

Or, remplaçant les lettres par les nombres connus et écrits plus haut, on aura

$$n = \frac{5000 \times 0{,}002}{1{,}05 - (0{,}002 \times 200)} = \frac{10}{0{,}65} = 15{,}4 \quad (2)$$

---

(1) I Intensité en webers.
n nombre d'éléments.
E Force électro-motrice ou tension en volts.
r Résistance intérieure d'un élément en ohms.
R Résistance du circuit en ohms.

(2) Ce calcul est applicable à tous les cas analogues.

Il faut, par conséquent, de 15 à 16 de mes petits éléments en tension, leur résistance intérieure étant de 200 ohms, pour produire la même intensité sur un circuit de 5,000 ohms, que 10 éléments en tension n'offrant chacun qu'une résistance intérieure de 10 ohms.

Il est donc bien évident, et celà est d'accord avec la théorie, que pour une même force électro-motrice, les éléments à faible résistance donneront toujours une intensité plus grande que les éléments à grande résistance. C'est ainsi que nous venons de voir que 16 éléments de 200 ohms de résistance ne donneront pas plus sur 5,000 ohms que 10 éléments de 10 ohms seulement de résistance. Mais tandis que les premiers pèsent à peine 100 grammes, soit 1,600 grammes pour 16 éléments, les autres pèseraient au moins chacun un kilogramme, soit 10,000 grammes pour les 10 éléments.

La question de poids joue donc le principal rôle, mais jamais, contrairement à ce que l'on a dit et écrit, on n'obtiendra plus d'effet avec un nombre déterminé d'éléments *en augmentant leur résistance intérieure*, c'est ce que la formule de Ohm démontre rigoureusement.

En résumé, si les éléments médicaux se trouvent avoir une grande résistance, ce n'est pas le but qu'on s'est proposé mais seulement la conséquence du fait qu'on diminue leur poids, leurs dimensions et leur prix de revient pour les rendre plus facilement transportables et accessibles à toutes les bourses. C'est le résultat que nous avons cherché à obtenir en tenant compte à la fois, dans une certaine mesure, des raisons théoriques, pratiques et économiques qui, il faut bien le reconnaître, sont contradictoires et constituent à cause de cela la difficulté du problème à résoudre.

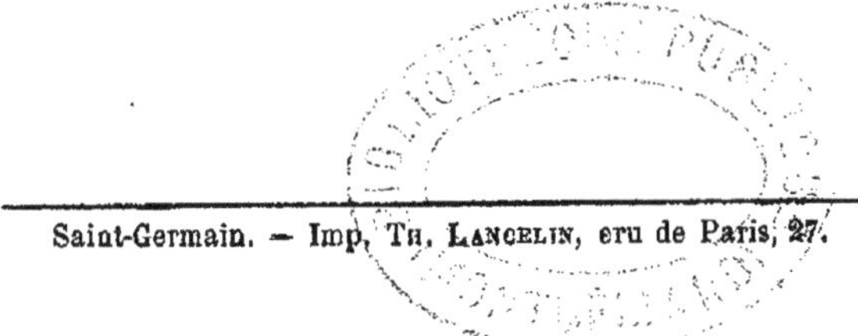

Saint-Germain. — Imp. Th. Lancelin, rue de Paris, 27.

## DU MÊME AUTEUR :

**Recherches sur les propriétés électriques du Collodion simple desséché**, suivies de réflexions sur la nature de l'électricité statistique.

(Coccoz, libraire-éditeur )

---

**Des propriétés électriques de la Cellulose, en général**, à propos des qualités esthésiogènes de certains bois (Xylothéraphie).

(*Bulletin de Thérapeutique* 1880.)

www.ingramcontent.com/pod-product-compliance
Ingram Content Group UK Ltd.
Pitfield, Milton Keynes, MK11 3LW, UK
UKHW021200230726
13926UKWH00001B/218

9 782016 14057